RÉSUMÉ

DE

QUELQUES RECHERCHES

RELATIVES A L'ÉTUDE

DES MALADIES DU CŒUR

DES

PRINCIPAUX ANIMAUX DOMESTIQUES;

PAR U. LEBLANC,

MÉDECIN-VÉTÉRINAIRE,

MEMBRE DE LA SOCIÉTÉ MÉDICALE D'ÉMULATION DE PARIS

ET DE LA SOCIÉTÉ MÉDICALE VÉTÉRINAIRE DE LONDRES.

A PARIS,

CHEZ J.-B. BAILLIÈRE,

LIBRAIRE DE L'ACADÉMIE ROYALE DE MÉDECINE,

RUE DE L'ÉCOLE-DE-MÉDECINE, 17.

1840

RÉSUMÉ

DE

QUELQUES RECHERCHES

RELATIVES A L'ÉTUDE

DES MALADIES DU CŒUR

DES

PRINCIPAUX ANIMAUX DOMESTIQUES.

Paris, imprimerie d'Amédée Saintin, rue Saint-Jacques, 38.

RÉSUMÉ

DE

QUELQUES RECHERCHES

RELATIVES A L'ÉTUDE

DES MALADIES DU CŒUR

DES

PRINCIPAUX ANIMAUX DOMESTIQUES;

PAR U. LEBLANC,

MÉDECIN-VÉTÉRINAIRE,
MEMBRE DE LA SOCIÉTÉ MÉDICALE D'ÉMULATION DE PARIS
ET DE LA SOCIÉTÉ MÉDICALE VÉTÉRINAIRE DE LONDRES.

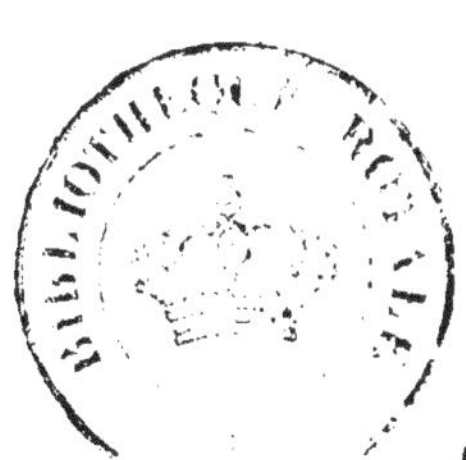

A PARIS,

CHEZ J.-B. BAILLIÈRE,

LIBRAIRE DE L'ACADÉMIE ROYALE DE MÉDECINE,

RUE DE L'ÉCOLE-DE-MÉDECINE, 17.

1840

RÉSUMÉ

DE

QUELQUES RECHERCHES

RELATIVES A L'ÉTUDE

DES MALADIES DU CŒUR

DES

PRINCIPAUX ANIMAUX DOMESTIQUES.

Depuis quinze ans, les maladies des organes renfermés dans la cavité pectorale, ont principalement fait l'objet de mes études; j'ai eu fréquemment l'occasion de me convaincre de quel secours étaient l'auscultation et la percussion employées comme moyen d'exploration. J'ai publié, il y a dix ans, des recherches sur l'exploration des organes de la respiration. Déjà, à cette époque, j'avais recueilli des observations qui démontraient que l'auscultation et la percussion pouvaient être appliquées utilement à l'étude des maladies du cœur des principaux animaux domestiques, maladies qui sont beaucoup plus fréquentes qu'on ne l'avait pensé jusque dans ces derniers temps ; mais ces observations n'étaient ni assez nombreuses, ni assez complètes pour m'autoriser à en publier les résultats.

Avant d'appliquer l'auscultation et la percussion aux animaux malades, j'ai étudié ces deux modes d'exploration sur les animaux sains.

J'ai cherché à compléter l'anatomie normale du cœur ; j'ai mesuré les dimensions des diverses parties de cet organe ; enfin j'ai étudié les caractères anatomiques des lésions du cœur sur un grand nombre d'animaux.

Je me bornerai aujourd'hui à un très court exposé de mes recherches.

§ 1er. *Des dimensions du cœur en masse, et de celles de ses diverses parties.*

J'ai cherché en vain dans les auteurs vétérinaires des notions précises relatives à ces dimensions. Hales, dans sa *Statistique des animaux*, a publié quelques résultats qui, du reste, ne sont pas très-importants ; ils ne sont ni nombreux, ni assez circonstanciés.

Chez une jument de 14 pans 3 pouces de hauteur, âgée de dix à douze ans, il a trouvé que l'épaisseur des parois du ventricule gauche était de 1 pouce 1/2, et que la moindre épaisseur du droit était de 1/2 pouce, que la capacité du ventricule gauche était de 10 pouces cubes, et sa surface intérieure de 26 pouces carrés (anglais).

Chez un bœuf du poids de 1600 livres, il a noté que la capacité du ventricule gauche était de 12.5 pouces cubes.

Chez un mouton de 3 ans, pesant 91 livres, la capacité du ventricule gauche était de 1.85 pouces cubes, et sa surface interne était de 12 pouces carrés.

La seule description complète du cœur, que je connaisse, du moins, a été faite par M. le professeur Bouillaud, qui a indiqué avec beaucoup de soin les dimensions des diverses régions du cœur d'un bœuf. M. Bouillaud, qui est un si bon modèle à suivre pour les vétérinaires, n'a malheureusement pas indiqué les dimensions du bœuf auquel avait appartenu le cœur qu'il a si parfaitement décrit. (*Traité clinique des maladies du cœur*, p. 79, t. 1).

Pour établir quels étaient les rapports entre les diverses parties du cœur, et les rapports entre le cœur et les autres organes à l'état normal, il fallait d'abord trouver des types de santé. J'ai, à cet effet, examiné des cœurs d'animaux de divers sexes, de divers âges, de tempéraments différents, etc., mais offrant toujours des signes de bonne santé, notamment à l'égard des fonctions de la circulation et de la respiration.

Les types choisis, je les ai comparés à des régions extérieures du corps, faciles à mesurer, et composées en grande partie des mêmes éléments organiques que le cœur, c'est-à-dire de tissu musculaire. J'ai fixé mon choix sur la partie supérieure de l'avant-bras droit mesuré, selon sa circonférence, immédiatement au-dessous du coude. Cette région a de l'analogie avec le cœur non-seulement sous le rapport de sa composition, mais encore parce qu'elle est très-fréquemment en action chez les animaux. S'il y a quelque variation dans la durée et l'intensité de l'action des muscles de l'avant-bras, selon les individus d'une même espèce, elle n'est pas à beaucoup près aussi grande que chez l'homme, dont les professions variées ont une influence si marquée sur le développement des muscles de telle ou telle région. J'ai constaté que les rapports entre le cœur et la taille des animaux étaient très-variables. Aussi ai-je évité de prendre ce terme de comparaison.

J'ai comparé la circonférence du cœur, mesurée un peu au-dessous de la base, vers la partie la plus saillante, à la circonférence de l'avant-bras. J'ai aussi mesuré comparativement à l'avant-bras la hauteur et l'épaisseur du cœur selon deux de ses diamètres, dont l'un entre les deux scissures, et l'autre de la partie moyenne de la surface extérieure du ventricule droit à la partie correspondante du ventricule gauche.

En mesurant le cœur, j'ai constamment noté s'il était chaud ou s'il était froid, parce que le cœur des animaux morts depuis peu d'heures, des animaux encore chauds, est plus volumineux que lorsque les animaux sont morts depuis vingt-quatre, quarante-huit heures et plus. Je ferai encore remarquer que l'influence du refroidissement n'est pas toujours la même sur le volume et les capacités du cœur de tous les animaux morts.

La cause de la mort entre pour beaucoup dans la variation du volume. Chez les animaux qui succombent à des maladies qui sont ordinairement suivies d'une putréfaction prompte, à des altérations générales des liquides, le cœur reste flasque, diminue peu de volume par le refroidissement. Les bœufs de boucherie très-fatigués, qui succombent à leur arrivée à Paris, offrent de fréquents exemples de ce phénomène. De même aussi le cœur, qui avait d'abord été rétracté par le refroidissement, s'est ramolli et est augmenté de volume, si on l'examine longtemps après la mort, quand la putréfaction a commencé. Il faut donc tenir compte de toutes ces circonstances.

Quoique l'appréciation des divers termes de comparaison, outre le volume total du cœur et la circonférence de l'avant-bras, puisse être sujette à quelque erreur, il s'en faut de beaucoup que les rapports entre les différentes parties du cœur soient aussi faciles à établir, surtout à l'égard de l'épaisseur des parois des ventricules et des oreillettes. Ces parois varient infiniment d'épaisseur, selon la région que l'on examine. Pour comparer, il est donc indispensable de toujours mesurer les mêmes régions.

Pour mesurer l'épaisseur des parois des cavités, je me suis servi d'une aiguille très-aiguë avec laquelle je traversais les tissus d'outre en outre, après avoir préalablement appliqué un corps dur contre la surface opposée à celle par laquelle j'introduisais l'aiguille. La portion engagée donnait l'épaisseur plus exactement que si j'eusse d'abord incisé les tissus pour en mesurer ensuite l'épaisseur avec une règle ou un compas; parce que le tissu du cœur, quoique en général assez ferme, quand il est froid et rétracté, s'affaisse toujours un peu lorsqu'il est incisé; puis, il est difficile de faire une coupe bien perpendiculaire à la surface des parois.

Pour mesurer le volume exact de la *masse musculaire* du cœur et ses diverses parties, j'ai plongé la totalité du tissu du cœur ou quelques-unes de ses parties dans un vase plein d'eau, puis j'ai noté la quantité d'eau déplacée.

Pour déterminer les rapports entre quelques dimensions du cœur à l'état normal et la circonférence de l'avant-bras, et les rapports entre les diverses parties du cœur, j'ai examiné quarante-cinq chevaux, vingt-cinq chiens et trois bœufs. Sur tous ces animaux j'ai noté les rapports entre la circonférence de l'avant-bras, la circonférence et la hauteur du cœur, et le poids total des quatre compartiments. Chez dix chevaux, cinq chiens, j'ai mesuré les dimensions relatives des diverses parties du cœur.

Quelques-uns des résultats que j'ai obtenus sont consignés dans le tableau suivant. (*Voy.* le Tableau.)

§ II. — *Anatomie pathologique du cœur.*

Presque toutes les lésions du cœur que l'on a signalées chez l'homme, existent chez les animaux; elles sont même assez fréquentes. Je les ai trouvées dans la proportion d'un vingtième, à peu près, sur cent cinquante animaux (chevaux, chiens et bœufs) dont j'ai examiné le cœur, avec soin, depuis deux ans. Il est bien entendu que je comprends au nombre des cas pathologiques toutes les lésions du cœur et du péricarde, graves ou légères.

Avant ces dernières recherches, j'avais eu assez fréquemment

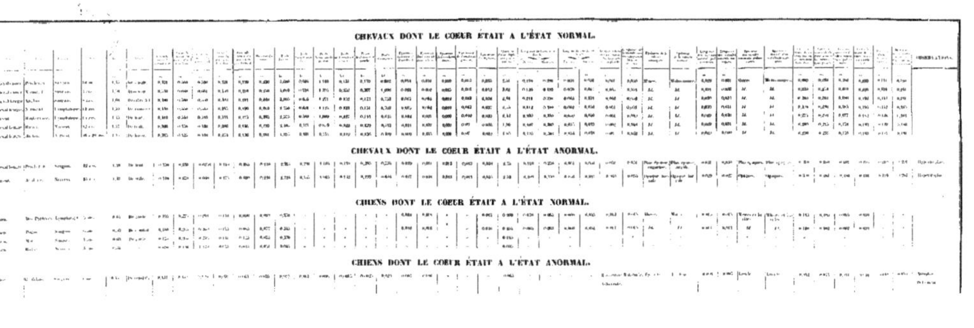

CHEVAUX DONT LE COEUR ÉTAIT A L'ÉTAT NORMAL.

CHEVAUX DONT LE COEUR ÉTAIT A L'ÉTAT ANORMAL.

CHIENS DONT LE COEUR ÉTAIT A L'ÉTAT NORMAL.

CHIENS DONT LE COEUR ÉTAIT A L'ÉTAT ANORMAL.

l'occasion d'observer des lésions du cœur ; mais je n'ai point noté le nombre relativement à celui des animaux que j'ai ouverts.

Les lésions que j'ai observées ou qui ont été signalées, chez les animaux, par les divers auteurs, sont :

1° La *péricardite* sous toutes les formes. Je l'ai plus fréquemment observée sur les bœufs de boucherie qui alimentent Paris, et chez les vaches laitières, que chez les chevaux et les chiens.

2° L'*hydro-péricarde* actif et passif chez les diverses espèces.

3° L'*endocardite* et toutes les lésions qui en sont la conséquence, telles que l'épaississement, le boursouflement des valvules, leur raccourcissement, leur adhérence à la face interne du cœur, leur transformation en tissu fibreux, cartilagineux ou osseux, les caillots fibrineux libres ou adhérents à l'endocarde, etc., etc., chez les diverses espèces.

3° L'*hypertrophie* générale du cœur ou de quelques-unes de ses parties. La connaissance des rapports entre les dimensions des diverses parties du cœur m'a permis de mieux étudier qu'on ne l'avait fait jusqu'alors les différents degrés de l'hypertrophie qui se rencontrent si fréquemment chez les animaux, chez le cheval notamment.

J'en dirai autant pour l'atrophie ; mais j'ajouterai que ce genre de lésion est très-rare. Je n'en connais que deux exemples bien évidents.

4° Les *dimensions anormales des cavités du cœur et de leurs orifices*. Elles sont assez nombreuses ; à peine si, jusqu'à présent, elles ont été indiquées. Les dilatations du ventricule droit et de l'orifice ventriculo-pulmonaire sont les lésions de dimensions les plus communes.

5° Les *lésions du tissu musculaire du cœur*, qui ne sont pas rares chez les animaux. La *cardite* et toutes ses conséquences, comme les hémorrhagies interstitielles, le ramollissement, les abcès, les indurations blanches fibreuses, les transformations cartilagineuses ou osseuses (1). Les lésions dites squirrheuse, encéphaloïde, mélanique, tuberculeuse, ont aussi été observées

(1) Il faut bien se donner de garde de considérer comme une production osseuse accidentelle un corps de cette nature qui se trouve au point de jonction de l'oreillette et du ventricule gauche du bœuf. Cette production est normale.

chez les animaux. Enfin, on a rencontré le *cysticernis cellulosus* de Rudolphi, dans le tissu du cœur des cochons ladres.

6° Les *lésions physiques et mécaniques*, qui, quoique assez rares chez les animaux, ne sont cependant pas sans exemples. M. Dupuy a publié plusieurs faits de piqûres produites par des corps étrangers, qui, de la deuxième poche stomacale des ruminants, s'étaient dirigés vers le cœur et s'étaient introduits dans sa substance.

J'ai observé deux fois la rupture de l'oreille droite.

J'ai rarement trouvé une lésion, seule, sur le cœur d'un même animal. Les maladies étaient réunies par deux, par trois et plus. Ainsi, par exemple, la péricardite avec l'hydro-péricarde, l'endocardite, le boursouflement et le raccourcissement des valvules ; l'endocardite aiguë avec les caillots polypiformes, et les fausses membranes dans les ventricules ; la péricardite chronique avec l'hydro-péricarde, la transformation fibreuse, cartilagineuse et osseuse du tissu musculaire et des valvules ; la péricardite chronique avec l'atrophie du cœur (1), etc., etc., etc.

Je bornerai là ce que j'avais à dire sur l'anatomie pathologique du cœur, mon seul but étant d'établir d'abord que les animaux étaient sujets à un grand nombre de maladies du cœur.

§ III. — *De l'auscultation et de la percussion appliquées à l'étude des maladies du cœur*

L'existence des maladies du cœur, chez les animaux, étant bien constatée par les recherches anatomiques, il restait à savoir si, comme chez l'homme, l'auscultation et la percussion pouvaient venir éclairer le diagnostic de ces maladies chez les animaux vivants.

Je vais chercher à résoudre cette question le plus succinctement qu'il me sera possible.

De l'auscultation. Avant d'explorer des animaux chez lesquels je soupçonnais des maladies du cœur, j'ai étudié les bruits produits par cet organe à l'état normal chez les principales espèces d'animaux domestiques, et notamment chez le cheval et chez le chien.

---

(1) J'ai eu l'honneur de communiquer dernièrement à l'Académie royale de Médecine un exemple de ces dernières lésions réunies.

J'ai constaté que cette étude préliminaire exigeait la plus grande attention pour parvenir à faire l'éducation du sens de l'ouïe. Les bruits du cœur sont si nuancés, même à l'état normal, qu'une étude superficielle pourrait induire en erreur l'observateur qui n'aurait ausculté d'abord que quelques sujets sains. Il n'est guère possible de décrire ces nuances qui dépendent de l'espèce d'animal, du volume, de l'énergie, de la puissance musculaire de l'individu, de son degré d'innervation, de son âge, de son état d'embonpoint, de la quantité et de la qualité de son sang, de son état de santé ou de maladie, surtout quand le siége de sa maladie est dans la cavité pleurale ou dans les poumons, etc., etc. Ces nuances sont aussi nombreuses que celles qui existent entre chaque individu.

Sous le rapport de cette première étude, la médecine comparée offre des difficultés qui ne se rencontrent pas dans la médecine de l'homme. L'indocilité des animaux, la présence des poils, l'épaisseur des parois pectorales, la disposition de ces parois et celle des membres antérieurs, l'impossibilité de varier à volonté la position de certains malades, l'attitude incommode et fatigante dans laquelle se trouve l'observateur, la multiplicité des espèces d'animaux, sont autant de circonstances qui, réunies, rendent ce mode d'exploration plus difficile pour le vétérinaire que pour le médecin de l'homme. Mais ce ne sont que des difficultés à vaincre ; je puis déjà dire qu'il n'y a point d'impossibilité.

Je ferai ici une remarque générale relative aux soins à prendre dans l'auscultation du cœur des animaux. Il faut toujours s'assurer si l'animal est bien calme, quand on l'examine, surtout à l'égard des chiens qui, en général, sont si impressionnables. J'ai rarement trouvé le rhythme des bruits du cœur bien régulier chez ces animaux. J'ai remarqué que les bruits du cœur étaient plus précipités pendant l'inspiration que pendant l'expiration, ce qui n'a pas lieu chez le cheval.

Le rhythme des battements et des bruits du cœur peut se modifier d'une manière très-marquée d'un instant à un autre, selon que l'animal est tranquille, ou selon qu'il est excité. J'ai constaté que, sous l'influence de la peur, seule, la force et le rhythme des battements et des bruits du cœur devenaient tels que, pour une personne peu exercée, il y aurait lieu de croire à des lésions graves du centre de la circulation.

Une des précautions qui m'ont servi à ausculter plus facilement le cœur, consiste à faire fermer momentanément les naseaux de l'animal, surtout quand les bruits respiratoires ne sont pas à l'état normal, ou quand des bruits étrangers à ceux produits par le passage de l'air dans les bronches se passent dans les sacs pleuraux.

Enfin l'observateur doit être patient, et ausculter longtemps le même animal, pour bien analyser les bruits qu'il entend.

L'auscultation immédiate doit toujours être préférée à l'auscultation médiate. J'ai indiqué, d'ailleurs, dans mon Mémoire sur *l'Exploration des organes de la respiration*, toutes les précautions à prendre pour procéder avec le plus d'avantage à ce genre d'examen chez les diverses espèces d'animaux.

Les signes fournis par l'auscultation, et qui décèlent les lésions du cœur chez les animaux, sont les mêmes que chez l'homme, ou du moins tous les signes que l'on a observés jusqu'alors chez les animaux se rencontrent chez l'homme. Ils coïncident avec des lésions analogues dans les deux cas. Je pense donc qu'il serait superflu de les décrire ici. J'observerai seulement que de tous les symptômes recueillis par l'auscultation chez l'homme, les vétérinaires n'en ont encore signalé qu'un petit nombre. M. Delafond dit, en parlant du *tintement métallique :* « Ce son argentin, nous l'avons toujours entendu » dans les battements tumultueux et étendus des ventricules. » Et un peu plus loin, après avoir décrit le bruit de frottement, il dit : « Nous avons entendu très-distinctement ce singulier » bruit sur un chien atteint d'une péricardite suraiguë. »

De la percussion. La percussion est utile à l'exploration du cœur, mais beaucoup moins chez les grands animaux domestiques que chez le chien. Je me suis assuré que l'on pouvait assez bien limiter la région de la poitrine qui correspondait au cœur ou à son enveloppe dans certaines circonstances, surtout dans le cas d'hypertrophie très-marquée, d'hydro-péricarde, par exemple, parce qu'alors l'appendice antérieur des poumons, qui est souvent affaissé et deplacé, n'est plus interposé entre le péricarde et les parois costales.

Chez le cheval, la percussion ne fournit des signes utiles que lorsqu'elle est pratiquée sur les parties latérales de la poitrine. Chez le chien on peut l'appliquer à la partie inférieure et sur les côtés de la cavité pectorale.

La percussion médiate est infiniment préférable à la percussion immédiate chez les animaux. On évite ainsi l'inconvénient qui résulte de la présence des poils et de l'accumulation de la graisse sur les parois pectorales.

Voici le résultat succinct de mes recherches :

J'ai groupé mes observations, en prenant pour type de chaque série la lésion la plus saillante parmi les maladies simultanées que l'on rencontre ordinairement chez le même sujet.

Je n'indiquerai que les points les plus saillants des symptômes que j'ai observés, je ne m'attacherai qu'aux signes locaux des maladies du cœur. Je me réserve de décrire avec détail, dans un travail plus étendu, tous les symptômes que j'ai recueillis.

J'examinerai successivement les signes que j'ai rencontrés dans les cas d'*hypertrophie*, d'*atrophie*, de *péricardite*, d'*hydro-péricarde*, et d'*endocardite* avec ou sans *caillots sanguins* dans les cavités du cœur.

J'ai ouvert presque tous les animaux qui ont fait le sujet de mes observations. Les chevaux étaient, en grande partie, destinés à être sacrifiés, n'étant plus propres à aucun service. Les vaches étaient livrées à la boucherie. Les chiens étaient morts spontanément.

Quoique mon intention soit de me borner aujourd'hui à ne parler que de l'auscultation et de la percussion appliquées à l'exploration du cœur, je ne puis m'empêcher de signaler les symptômes de l'hypertrophie fournis par le toucher et par la simple inspection des parois de la poitrine et quelquefois de tout le corps. Ces signes sont, du reste, toujours perçus par l'observateur qui ausculte l'animal et qui peut, dès lors, se dispenser de se servir de ses yeux et de ses mains.

Ainsi donc dans l'*hypertrophie* générale du cœur, les mouvements de cet organe, qui conservaient le plus souvent leur régularité, étaient très-étendus ; les battements étaient forts, ils repoussaient la tête appliquée contre le thorax, par une succession de chocs. L'impulsion était quelquefois telle, que tout le corps de l'animal éprouvait un ébranlement qui même se communiquait à l'observateur.

Ces signes fournis par l'inspection et le toucher ne sont pas particuliers à l'hypertrophie ; je les ai encore observés dans certaines lésions momentanées du cœur, lésions que je n'ai pu préciser d'une manière certaine, puisque les animaux ne mouraient pas. Ces battements momentanés si forts persistaient quelquefois pendant quinze jours, un mois ; ils étaient très-réguliers, non précipités. Les animaux conservaient leur appétit et leur gaieté.

Dans les cas d'*hypertrophie partielle*, les mouvements et les battements se faisaient sentir plus d'un côté que de l'autre de la poitrine, selon que le ventricule droit ou le ventricule gauche était plus hypertrophié. M. Delafond avait déjà fait cette remarque chez le cheval.

L'intensité et les modifications de ces mouvements et de ces battements anormaux sont sans doute aussi variables que les espèces des hypertophies sont nombreuses, tant sous le rapport du degré de développement du tissu musculaire que sous celui des variations infinies dans les proportions relatives des parois des diverses régions du cœur et de la capacité des cavités. Aucun signe certain n'a pu m'éclairer jusqu'à présent sur le siége précis de l'hypertrophie.

A l'auscultation, les bruits du cœur étaient en général plus forts qu'à l'état normal, parce que toutes les hypertrophies du cœur étaient excentriques et ne s'opposaient point à la transmission du bruit à l'oreille de l'observateur, par suite de l'augmentation dans l'épaisseur des parois du cœur.

Le bruit produit par le choc du cœur contre les parois pectorales, *le tintement métallique* qui s'entend fréquemment chez les animaux sains, énergiques, était constant et acquérait une intensité très-marquée quand l'hypertrophie avait son siége à gauche. Quoique ce bruit s'entendît dans toute la région du cœur, et quelquefois *beaucoup plus* loin, j'ai remarqué qu'il existait un point peu étendu dans lequel je percevais ce bruit beaucoup plus distinctement que partout ailleurs ; j'ai constaté souvent que ce point variait de place, *selon les individus*, lors même qu'*il n'existait pas de maladies ;* mais ces variations étaient beaucoup plus grandes dans le cas d'hypertrophie. C'est en cet endroit que les mouvements et les battements du cœur sont aussi le plus appréciables. Quand on a l'habitude d'ausculter, on arrive promptement à trouver ce point, en promenant l'oreille sur les parois pectorales, surtout si l'on a le soin de faire tenir levé, et porté en avant, un membre antérieur, parce qu'alors le champ de la région auscultable est beaucoup plus étendu.

Lorsque le tintement métallique était très-intense, c'est-à-dire quand les mouvements de la pointe du cœur étaient forts, on percevait très-bien un autre battement qui était supérieur et qui coïncidait avec le second bruit valvulaire, et par conséquent avec la diastole ventriculaire. Ce battement était aussi accompagné d'un bruit de choc, mais ce bruit n'était plus métallique; il était sourd, sans doute parce qu'il était produit par le choc de surfaces larges. J'ai notamment remarqué ce bruit avec une grande intensité chez les chevaux dits courts d'haleine, après un exercice actif. Le second bruit, le bruit sourd, le bruit que j'appellerai bruit de *claque*, s'entendait assez souvent du côté droit chez des chevaux *poussifs*, par suite d'une hypertrophie excentrique des parois des cavités droites du cœur; on l'entendait même lorsqu'avec l'hypertrophie des parois des cavités droites, il y avait emphysème pulmonaire (et l'on sait que cette dernière circonstance est un obstacle à la perception des bruits qui se passent dans le cœur).

Ce n'est pas seulement dans le cas d'hypertrophie que ce double bruit de choc se fait entendre très-fortement, soit des deux côtés de la poitrine, soit d'un seul. Un exercice violent, la peur, la crainte produisent les mêmes effets chez le cheval irritable; mais ces effets ne sont, dans ce cas, que momentanés, tandis qu'ils sont permanents dans l'hypertrophie, quoique variant d'intensité, selon que l'animal est au repos depuis longtemps, ou selon qu'il vient d'être exercé.

Il existe aussi des maladies du cœur qui sont accompagnées de mouvements tumultueux et très-forts de cet organe, et, par suite, du tintement métallique, quoique le cœur ne soit pas hypertrophié; mais l'auscultation des bruits valvulaires redresse facilement l'erreur que l'on pourrait commettre, et d'ailleurs l'état général de l'animal malade évite toute méprise.

La percussion vient aussi, dans ces circonstances, au secours de l'observateur pour établir le diagnostic, notamment à l'égard du chien, chez lequel on peut étudier les maladies du cœur presque avec autant d'exactitude que chez l'homme. Pour le cheval, ce genre d'exploration a moins de valeur; il ne faut cependant pas le négliger. Ce n'est qu'en s'exerçant fréquemment que l'on pourra arriver à l'utiliser fructueusement. Ce n'est qu'en étudiant d'abord un grand nombre de fois, et sur beaucoup de variétés de chevaux, l'étendue de la matité dans les conditions de santé, que l'on pourra arriver à dire que le cœur a acquis un développement anormal. Il m'a paru bien difficile d'indiquer les limites exactes où s'arrête la matité. Cependant, lorsque cette matité s'étend du côté gauche, au delà d'un espace borné en bas, par le bord inférieur de la poitrine, antérieurement par une ligne verticale tangente au coude, supérieurement par une ligne perpendiculaire à la précédente, et distante du bord inférieur au thorax d'un espace égal au grand diamètre de la partie supérieure de l'avant-bras, postérieurement, enfin, par le bord postérieur de la cinquième côte sternale, je crois pouvoir assurer, dis-je, que, dans ce cas, il y aurait hypertrophie du cœur, si d'ailleurs les battements étaient forts, et si le tintement métallique existait à un haut degré. C'est du moins ce qui résulte de quatre faits d'hypertrophie très-marquée observés chez des chevaux appelés poussifs, et à l'autopsie desquels je n'ai trouvé que très-peu d'emphysème pulmonaire. (Les proportions de leurs cœurs sont indiquées dans le tableau). Il est bien entendu que le vétérinaire, avant de se prononcer, devra s'être assuré s'il n'existe pas d'autres lésions qui, à la percussion, rendent la poitrine mate. Les lésions pulmonaires ne pourraient guère être confondues avec une hypertrophie du cœur : il n'y aurait qu'une hydro-péricarde chronique ; mais l'erreur ne pourrait être que momentanée.

L'*atrophie* m'a paru très-rare chez les animaux, ou du moins je ne l'ai observée que deux fois, et toujours elle était accompagnée de péricardite chronique et d'hydro-péricarde. Je n'ai jamais ausculté qu'un seul animal atteint d'atrophie du cœur, d'hydro-péricarde, d'hydro-thorax et d'ascite ; tout ce que je puis dire, c'est qu'à l'auscultation j'avais à peine entendu les bruits du cœur.

Péricardite et endocardite. La *péricardite*, ou plutôt l'*endo-péricardite* (car le péricarde est rarement malade sans que l'endocarde le soit plus ou moins), est assez fréquente chez les animaux ; je l'ai souvent rencontrée sur le cheval et le bœuf, plus rarement chez le chien.

J'ai apporté la plus grande attention à l'étude de cette ma

ladie. Il m'a été d'autant plus facile de multiplier mes recherches, que rien n'est plus aisé que de faire naître, pour ainsi dire, cette maladie de toutes pièces, et dans l'espace de quelques jours.

Depuis longtemps je m'occupe d'un travail qui a pour but de déterminer quels sont les caractères anatomiques qui distinguent l'âge des lésions (si je puis me servir de cette expression) coïncidant avec l'âge des maladies de la plèvre et des poumons (question de la plus haute importance en médecine vétérinaire sous le rapport de la médecine légale) (1). Pour résoudre cette question d'une manière aussi exacte et aussi complète que possible, j'ai provoqué des maladies de poitrine dont je reconnaissais exactement l'époque de l'invasion ; je pouvais ainsi étudier les lésions d'un jour, deux jours, trois jours, quatre jours, etc., de date. Quoique mon principal objet

---

(1) La science vétérinaire doit à M. Dupuy les premières expériences faites dans cette direction, et l'on sait de quelle importance elles ont été dans l'application des lois qui régissent le commerce des animaux domestiques. J'ai voulu compléter ce que M. Dupuy avait si bien commencé, et j'ai fait pour les maladies des poumons ce qu'il avait fait pour celles de la plèvre. Avant M. Dupuy, les épanchements pleuraux et toutes les formes de fausses membranes étaient considérés comme DES LÉSIONS ANCIENNES, COMME DE VIEILLES COURBATURES. Déjà, en 1830 (*Journal de Médecine vétérinaire, théorique et pratique*, page 297), et plus tard en mars 1839, (*Des diverses espèces de Morve et de Farcin*), j'avais indiqué les caractères différentiels de certaines LÉSIONS RÉCENTES qui étaient considérées à tort comme des LÉSIONS TUBERCULEUSES. Cette erreur a été la cause de fréquentes injustices très-préjudiciables au commerce.

J'ai la prétention de croire que les recherches de M. Dupuy et les miennes doivent être considérées comme LES DEUX FAITS NOUVEAUX LES PLUS IMPORTANTS parmi les progrès qu'a faits la pathologie vétérinaire depuis la fondation des écoles.

On va peut-être m'accuser de peu de modestie ; mais on m'excusera, j'en suis sûr, quand on saura que tout récemment on a professé les mêmes doctrines que les miennes sans mentionner le moins du monde le travail que j'avais publié dix ans auparavant sur le même sujet. On s'est borné à dire : « *Ces masses fibrineuses ont été considérées longtemps comme des » masses tuberculeuses..... C'est là une erreur grave, depuis quelque » temps déjà signalée et démontrée à la clinique de l'école, et dont on » ne saurait trop chercher à convaincre les vétérinaires dans l'état » actuel surtout de notre jurisprudence.* » (Cahier d'octobre 1839 du *Recueil de Méd. Vét.*)

fût l'étude de l'anatomie pathologique des organes de la respiration contenue dans la poitrine, je ne laissai pas perdre une aussi belle occasion pour étudier les maladies du cœur qui venaient compliquer les maladies de la plèvre et des poumons. J'ai expérimenté sur vingt-deux chevaux et six chiens : chez tous ces animaux, j'ai produit des pneumonies, des pleureuses et des endo-péricardites, en injectant dans les sacs pleuraux une dissolution aqueuse d'acide oxalique à la dose de quatre grammes d'acide par cent grammes d'eau, pour le cheval, et à la dose de cinq décigrammes à un gramme par cinquante grammes d'eau, pour le chien.

Voici, en résumé, ce que j'ai observé :

1° *Chez le cheval.*

(Il ne sera question ici, bien entendu, que de ce qui a rapport aux maladies du cœur.)

Les chevaux qui ont servi à mes expériences étaient le plus ordinairement de vieux animaux dont je m'assurais, avant tout, de l'état normal des poumons, du cœur, et des organes de la circulation en général. Le pouls battait, selon les individus, de trente à cinquante fois par minute ; les mouvements respiratoires étaient de six à dix par minute.

Pour ce qui est relatif aux signes généraux, je dirai seulement que le nombre des pulsations s'élevait promptement de trente à cinquante, soixante, soixante-dix, et celui des respirations, de six à vingt, vingt-cinq, trente par minute.

Dès le premier jour les battements du cœur étaient plus forts, plus vites qu'à l'état normal. Quelquefois le second jour ils devenaient irréguliers, même intermittents. Un peu plus tard ils étaient tumultueux et encore plus forts. J'ai observé cependant que la force de ces battements ne coïncidait pas toujours avec le temps qui s'était écoulé depuis le commencement de la maladie ; chez certains sujets ils avaient une force extrême, chez d'autres on les percevait à peine. Cela tenait à la plus ou moins grande quantité du liquide épanché dans le péricarde et les plèvres ; cela tenait aussi à la densité variable des fausses membranes et du tissu pulmonaire. J'ai vu, du reste, ces battements varier infiniment d'intensité chez le même animal ; leur force était quelquefois intermittente, c'est-à-dire que, très-grande d'abord, elle diminuait, puis s'accroissait ensuite, et cela à un jour, deux jours d'intervalle, pendant le cours de la maladie dont la durée était ordinairement de cinq à six jours. Les chevaux sur lesquels j'ai expérimenté sont morts spontanément ou ont été sacrifiés. Sur douze dont j'ai recueilli les observations avec soin, relativement aux maladies du cœur, un a été tué le second jour, un autre est mort le troisième, un le quatrième, six le cinquième jour, un le sixième jour, un autre le huitième, un autre le onzième jour.

Chez celui qui a été tué le second jour de l'injection, les battements du cœur, peu d'instants avant la mort, étaient devenus forts, irréguliers, vites (de trente-cinq ils s'étaient élevés à soixante-sept); le tintement métallique était très-distinct. Je n'ai point entendu de frôlement péricardique. Les bruits valvulaires, quoique très-sonores, ne me parurent pas altérés. Ils s'entendaient distinctement des deux côtés de la poitrine, mais toujours mieux à gauche qu'à droite. La percussion donnait un son mat à la partie inférieure et postérieure de la poitrine des deux côtés ; la matité était surtout très-grande dans la région du cœur à gauche.

Les sacs pleuraux contenaient six litres de liquide, à peu près, et une grande quantité de fausses membranes très-molles, infiltrées, surtout dans la partie inférieure et postérieure de la poitrine. Le péricarde contenait un litre de sérosité et une légère couche de fausses membranes molles appliquées sur le feuillet externe de la membrane séreuse du péricarde. L'endocarde ne m'a pas paru malade. La substance musculaire du cœur était très-rouge.

Le cheval mort le troisième jour, trente-quatre heures après l'injection, examiné après trente heures de maladie, avait les battements du cœur très-forts, tumultueux, irréguliers, vites (de trente-deux ils étaient montés à soixante-dix), le tintement métallique très-prononcé ; un second bruit de battement, qui était supérieur et qui accompagnait la diastole, se faisait aussi entendre de temps en temps : c'était lorsque les battements du cœur devenaient très-forts et moins vites. J'ai entendu deux autres bruits que j'ai rapportés à des bruits de frottement : l'un était superficiel et isochrone aux mouvements *respiratoires* : c'était sans doute un bruit pleural ; l'autre plus profond et isochrone aux battements du cœur. Ce dernier n'était pas constant, ou du moins je ne l'entendais pas constamment.

La percussion donnait un son très-mat dans les deux tiers

antérieurs de la poitrine, des deux côtés. A l'autopsie du cheval, j'ai trouvé une très-grande quantité de fausses membranes gélatiniformes, infiltrées de sérosité, très-molles. Il y avait peu de sérosité libre dans la poitrine. La couche pseudo-membraneuse, appliquée immédiatement sur la plèvre, était un peu dense et déjà lamellée. Des deux côtés la presque totalité du feuillet péricardique de la plèvre et la région correspondante de la plèvre costale n'étaient séparées que par des fausses membranes aréolées à leur surface libre ; le poumon était affaissé et très-dense dans ce point, et laissait le péricarde à découvert. Dans le péricarde il y avait peu de liquide et beaucoup de fausses membranes déjà denses, inégales à leur surface. Chez le cheval mort le quatrième jour, quarante-cinq heures après l'injection, j'observai, à peu de chose près, les mêmes symptômes. Je n'entendis le frottement péricardique qu'au bout de quarante heures, et encore il était très-peu distinct. Tous les bruits du cœur, en général, étaient peu intenses, ce qui tenait sans doute à ce que, chez ce cheval, il y avait une assez grande quantité de sérosité libre dans les régions inférieures de la cavité pectorale. Les fausses membranes étaient plus denses que dans les cas précédents, la sérosité en était déjà exprimée en partie. A la percussion, les deux côtés de la poitrine rendaient un son très-mat.

Les six chevaux morts le cinquième jour après l'injection ont présenté des symptômes analogues : matité à la percussion, notamment dans la région qui correspondait au cœur, à gauche et à droite ; battements du cœur, très-forts, vites. Le frottement péricardique a présenté divers degrés d'intensité. Chez l'un des chevaux il était parfaitement distinct, quoiqu'il existât des fausses membranes entre la plèvre et le péricarde ; à la vérité ces fausses membranes étaient consistantes, et les deux feuillets de la plèvre adhéraient fortement entre eux ; la cavité du péricarde contenait un demi-litre de sérosité à peu près. Les fausses membranes de la cavité péricardine étaient très-consistantes, épaisses et très-rugueuses. Les bruits valvulaires, quoique très-distincts, ne me parurent pas aussi nets que chez les autres chevaux. Je ne pus cependant rapporter cette modification des bruits volontaires à aucun des effets anormaux indiqués par les médecins. La valvule mitrale était plus épaisse et plus courte que dans l'état normal. L'endocarde de la base du ventricule gauche était inégalement opaque, couverte de taches blanches arrondies.

Le cheval mort le huitième jour m'a fourni l'occasion d'étudier à mon aise le frottement péricardique ; il était permanent et très-marqué. Aussi les lésions de la plèvre, du poumon et du péricarde, étaient disposées de manière à favoriser singulièrement la production de ce bruit et sa propagation à l'oreille. Une fausse membrane dense faisait adhérer fortement le péricarde aux côtes à gauche ; le lobe du poumon gauche avait été refoulé en arrière et était affaissé. Les deux lames du péricarde étaient entièrement couvertes de fausses membranes très-denses, très-rugueuses ; la cavité du péricarde ne contenait qu'une très-petite quantité de liquide.

Enfin, sur le cheval mort le onzième jour, j'ai constaté le frottement péricardique ; mais j'ai observé chez cet animal une intermittence bien remarquable dans la production de ce bruit. J'ai attribué cette sorte d'intermittence à ce que d'autres bruits, qui se passaient dans le sac pleural et dans les poumons, effaçaient complétement le bruit de frottement péricardique, qui était, du reste, beaucoup moins fort que les autres bruits. Je suis d'autant plus fondé à regarder cette explication comme vraie, que j'entendais toujours le bruit isochrone aux battements du cœur dans les moments où je n'entendais pas les bruits pleuraux et pulmonaires. A la percussion, tout le côté gauche de la poitrine était mat, et le côté droit, seulement dans la région du cœur. Des fausses membranes, très-blanches, fibreuses, bien organisées, et d'autres qui n'étaient encore que lamelleuses, recouvraient la presque totalité du sac gauche de la poitrine, qui ne communiquait plus avec le sac droit. Il n'y avait qu'une petite quantité de liquide et quelques fausses membranes à droite ; le poumon droit était dense.

Le bruit de frottement périphérique et isochrone aux battements du cœur a été entendu à dater du troisième jour de la péricardite, provoquée artificiellement chez les chevaux qui ont fait le sujet des expériences précitées. Je l'ai entendu aussi chez des animaux qui étaient devenus malades naturellement, chez des vaches maigres atteintes de la pneumo-pleuro-péricardite enzootique, si commune à Paris et dans ses environs. Je l'ai entendu encore chez des chiens devenus malades spontanément ; mais rien ne me prouvait, à l'égard de ces animaux, à quelle époque de l'invasion de la péricardite le bruit de frottement péricardique s'était produit. Les renseignements que j'obtenais n'étaient jamais assez précis pour m'éclairer suffisamment sur l'origine de la maladie ; puis le bruit pouvait avoir déjà existé avant l'examen que je faisais des malades.

Le bruit de frottement, qui est attribué avec si juste raison à la présence des fausses membranes dans le péricarde, doit d'ailleurs se faire attendre presque au début des péricardites spontanées, parce qu'il est d'observation que des fausses membranes denses et rugueuses se développent avec une étonnante rapidité. Ce fait est constaté depuis longtemps, et les expériences que j'ai faites récemment le prouvent surabondamment. Sur les chevaux qui ont fait le sujet de mes expériences, j'ai entendu divers bruits de frottement; la rudesse de ce bruit était généralement en rapport avec la durée, ou mieux avec la consistance des des fausses membranes. D'autres modifications du bruit dépendaient aussi de la disposition des surfaces des fausses membranes, dont les frottements produisaient d'autant plus de bruit que les surfaces étaient inégales.

Je disais tout à l'heure que la consistance des fausses membranes était en rapport avec l'âge de la lésion. Ceci est vrai quand on ne considère que l'état des fausses membranes sur un même individu, à des époques plus ou moins éloignées de l'invasion de la maladie; mais si l'on compare plusieurs individus entre eux, on verra que les fausses membranes de même date ne sont pas toujours de même consistance. La marche de leur formation dépend d'une infinité de circonstances qui sont souvent insaisissables; cependant j'ai remarqué que, les causes étant les mêmes, les fausses membranes se développaient d'autant plus vite que les animaux étaient plus vigoureux, moins vieux, plus irritables. Lorsque les causes sont variables dans leur durée, dans leur intensité, dans leur nature, l'état des fausses membranes doit à plus forte raison présenter de nombreuses modifications, quoique étant de la même date.

Je n'ai malheureusement pas pu étudier la péricardite à origine connue chez des animaux malades depuis longtemps ; la presque totalité des chevaux sur lesquels j'expérimentais mourait avant le sixième jour ; un seul a vécu onze jours.

J'ai entendu le bruit de frottement du péricarde chez des chevaux dont l'origine de la maladie devait être rapportée à une date éloignée de vingt-cinq à trente jours et plus, et j'avoue que rien, dans la nature du bruit que j'entendais, ne pouvait me faire dire au juste que la péricardite était de cet âge. C'était ailleurs que dans la nature des bruits que j'allais chercher les symptômes qui me faisaient dire que la péricardite était ancienne.

Les divers bruits péricardiques, signalés par les médecins de l'homme, existent sans doute chez les chevaux ; mais je ne puis dire que je les ai bien distingués.

Je n'ai jamais indiqué la diversité des bruits péricardiques que sous les qualifications de bruit de frottement faible, fort, rude, très-distinct. Je n'étais pas assez sûr de mon oreille pour qualifier ces bruits de bruit de frottement, bruit de cuir neuf ou de craquement, bruit de raclement.

Quoique en général l'intensité du bruit ait été en rapport avec la consistance, l'inégalité et l'étendue des fausses membranes, j'ai observé que cette règle était très-modifiée par l'accumulation de sérosité dans le péricarde, dans les sacs pleuraux, par la présence et la quantité des pseudo-membranes pleurales, par l'état du tissu pulmonaire, que j'ai toujours trouvé plus ou moins malade chez les chevaux et les chiens qui ont fait le sujet de mes expériences.

Je n'ai jamais entendu le bruit *de soufflet* chez les chevaux sur lesquels j'ai produit des péricardites artificielles. Ce bruit, qui chez l'homme est très-faible, quand il n'existe pas de lésions bien marquées des orifices du cœur, peut fort bien avoir été annihilé chez le cheval par les corps mauvais conducteurs, qui, dans les cas de péricardites que j'ai observés, se trouvent interposés entre le lieu où se formait le bruit et l'oreille de l'observateur.

Il résulte, du reste, des autopsies des chevaux qui ont servi à mes expériences, que les endocardites aiguës qui accompagnaient les péricardites n'avaient produit que de très-légères modifications physiques dans la membrane séreuse interne du cœur, et notamment dans les valvules.

J'ai entendu le bruit de soufflet une seule fois chez un poulain de six mois qui avait succombé à une inflammation générale des membranes séreuses du péritoine, de la plèvre, du péricarde et des membranes synoviales. Chez cet animal il n'y avait presque pas de liquide séreux épanché dans les sacs pleuraux, ni dans le péricarde. Les deux lames de ce dernier organe adhéraient intimement entre elles dans toute leur étendue. Les lésions de l'endocarde étaient peu marquées; cette membrane offrait seulement des taies dans quelques pointes, et les valvules auriculo-ventriculaires étaient un peu épaissies.

2° *Chez le chien.*

Les recherches faites sur cette espèce d'animal m'ont démontré que la péricardite était souvent accompagnée du frottement péricardique peu de jours après l'injection de la dissolution d'acide oxalique dans les plèvres. J'ai trouvé à l'autopsie de ces animaux des fausses membranes dans le péricarde; j'ai trouvé aussi du liquide séreux épanché dans les cavités des membranes pleurales et péricardiques.

Le bruit de frottement est incomparablement plus facile à apprécier chez le chien que chez le cheval; d'abord, parce que les parois de la poitrine sont moins épaisses, et que les battements du cœur sont proportionnellement plus forts; puis parce que l'on peut facilement faire cesser une partie des obstacles qui s'opposent à l'auscultation des bruits du cœur chez les chevaux atteints de pleurésie et de péricardite, avec épanchement, en variant la position du chien que l'on examine, et en déplaçant ainsi le liquide épanché.

Le bruit de soufflet, que je n'ai jamais entendu chez les chevaux sur lesquels j'expérimentais, et, par conséquent, chez des animaux qui, tous, avaient des hydro-thorax et des hydro-péricardes, est, au contraire, très-appréciable chez le chien atteint d'une péricardite, lors même qu'il n'y a pas complication d'une endocardite bien marquée, comme cela arrive ordinairement chez les animaux qui succombent quelques jours après l'injection de l'acide oxalique dans la poitrine. Je dirai ici, en passant, que ce bruit de soufflet doit être le plus souvent attribué à la présence des caillots sanguins qui se forment si fréquemment dans le cœur pendant la vie des chiens atteints d'endo-péricardite et de pleuro-pneumonie.

L'endocardite. Les lésions de l'endocarde ne sont pas rares chez les animaux; elles compliquent presque toujours celles du péricarde; mais, en général, elles laissent des traces beaucoup moins apparentes : les pseudo-membranes y sont exclusivement rares, moins étendues. Ces lésions consistent principalement dans l'épaississement de la membrane séreuse et du tissu sous-séreux; épaississement qui en change la densité et la transparence. J'ai fréquemment rencontré ces dernières lésions à l'autopsie des chevaux ; mais, jusqu'à présent, l'auscultation ne m'a jamais fourni de moyens certains pour établir le diagnostic de cette maladie. Cela tient sans doute à ce que la plupart des chevaux que j'ai observés étaient en même temps atteints d'endocardite, de péricardite, avec fausses membranes épaisses, avec hydro-péricarde et hydro-torax. Cela tient aussi peut-être à mon défaut d'habitude ; car j'ai ausculté deux chevaux dits poussifs, chez lesquels je n'ai trouvé, à l'ouverture, que des lésions du cœur, une induration de la valvule tricuspide avec quelques points cartilagineux, une transformation du tissu musculaire de l'oreillette droite en tissu fibreux blanc; et enfin une hypertrophie excentrique générale et des masses de tissus fibreux blancs dans l'épaisseur du tissu musculaire du cœur ; l'une de ces masses traversait toute l'épaisseur de la paroi ventriculaire. La percussion ne m'a pas non plus fourni de signes sur lesquels je pouvais baser mon diagnostic, relativement à l'endocardite. Les seuls symptômes qui me faisaient soupçonner, chez le cheval, l'existence d'une endocardite étaient la force des battements du cœur, qui produisaient un tintement métallique très-marqué, le nombre de ces battements, qui était de cent vingt à cent cinquante par minute, selon que l'animal était en repos ou qu'il venait d'être exercé, leur irrégularité, leur intermittence. A la vérité, les poumons étaient emphysémateux, et, à cette époque, je n'avais pas encore pensé à empêcher les chevaux de respirer pendant l'auscultation, en leur fermant les naseaux. Je persiste à croire, malgré tout, que mon défaut d'expérience a été la principale cause de l'erreur que je commettais, car j'entendais les bruits valvulaires assez distinctement; mais je n'ai pas attribué le bruit anormal que j'entendais à des lésions des valvules. Je n'ai point non plus tenu compte d'un mouvement vibratoire, qui était très-sensible après l'exercice, et que j'attribuais à une autre lésion qu'à celle des valvules ; j'avais seulement diagnostiqué une hypertrophie. Il y a déjà deux ans que j'ai recueilli cette observation ; je pense qu'aujourd'hui je ne commettrais plus cette erreur.

J'ai fréquemment observé un rhythme des battements du cœur, dont M. Dupuy m'a souvent parlé. Les battements du cœur, d'abord très-forts, diminuaient peu à peu d'intensité jusque vers le douzième ou le quinzième battement, finissaient par disparaître pendant un instant, puis se ranimaient pour diminuer ensuite en intensité. Le rhythme des battements du cœur est, du reste, très-varié dans cette maladie.

Chez le chien, les endocardites ne sont pas rares non plus; elles sont, comme chez le cheval, presque toujours accompagnées de péricardites et de pleuro-pneumonies. Malgré ces complications, les bruits du cœur sont si faciles à entendre chez le chien, que l'oreille distingue encore fort bien le bruit de soufflet quand les ouvertures du cœur sont rétrécies d'une manière quelconque. Le boursouflement des valvules, qui est une suite assez ordinaire de l'endocardite, est aussi accompagné du bruit de soufflet; je m'en suis plusieurs fois convaincu. Mais la lésion, qui est la cause la plus ordinaire du bruit de soufflet chez le chien, est la présence des caillots fibrineux sanguins engagés en dessous des valvules, ou traversés par les cordes tendineuses de ces soupapes.

Depuis longtemps M. Dupuy avait observé que ces caillots fibrineux se formaient pendant la vie, quand on injectait dans les veines du pus ou de la matière cérébrale. Il m'a dit avoir aussi remarqué que le sublimé corrosif produisait le même effet. Il avait déjà signalé, comme l'un des symptômes de cette lésion, les battements forts et tumultueux du cœur. J'ai souvent vu ces caillots se former chez des chiens dont la peau malade sécrétait une grande quantité de liquide séreux ou purulent, et qui avaient été traités par des moyens qui avaient supprimé tout à coup la sécrétion de ce liquide.

Sans affirmer que le bruit de soufflet produit par les caillots fibrineux dans les cavités du cœur peut être distingué des bruits de soufflet produits par d'autres lésions, j'ai observé que le bruit, dans ce cas, est très-variable chez le même individu ausculté à diverses heures, et même à des instants très-rapprochés. Cela ne tiendrait-il pas aux variations infinies que peuvent éprouver les caillots sanguins dans leur volume et dans leur position relative ?

Le bruit de soufflet produit par la cause que je viens d'indiquer est d'autant plus appréciable, que toujours, dans ces cas, les mouvements du cœur sont très-forts. Le tintement métallique est aussi toujours très-manifeste.

Les *névroses* du cœur ont été observées chez les animaux, chez le cheval et le chien, du moins. Toutes les fois qu'à l'auscultation j'ai perçu des mouvements forts, tumultueux et fréquents et des bruits normaux, sans aucun signe de lésion physique, toutes les fois que ces symptômes n'ont été que momentanés, j'ai cru devoir diagnostiquer que la lésion du cœur était une lésion d'innervation. Ces sortes de maladies sont surtout très-communes chez certains chiens, chez ceux des petites races qui sont d'une irritabilité extrême. Je connais un chien qui pèse un kilogramme à peu près, et qui a des palpitations très-fortes dès qu'il est contrarié

Lésions physiques et mécaniques du cœur. Les auteurs qui ont décrit ces lésions, dont la durée est quelquefois assez longue, n'ont point fait l'application de ce moyen d'investigation. Je n'ai été témoin que de deux faits de lésions de ce genre ; mais les animaux ont succombé immédiatement après l'accident : je veux parler de la rupture des oreillettes. L'un de ces faits a pour sujet un cheval d'expérience qui est tombé fortement sur le pavé au moment où il était sur le point d'être asphyxié par strangulation.

J'ai négligé à dessein de parler de certaines lésions, comme de divers tissus hétérologues qui se développent soit dans le cœur, soit dans son enveloppe. Je pense que l'auscultation ne peut être d'aucun secours pour en indiquer la nature ; je n'ai, du reste, ausculté aucun des animaux chez lesquels j'ai rencontré ces lésions (1).

En résumé : Les animaux sont exposés à un grand nombre de maladies du cœur ;

Les moyens d'investigation employés pour reconnaître ces maladies, chez l'homme, sont applicables aux animaux, à quelques modifications près.

---

(1) Je continuerai à me livrer avec persévérance à l'étude des maladies du cœur chez les principaux animaux domestiques, et j'attendrai de nouveaux faits pour publier un travail de plus longue haleine.

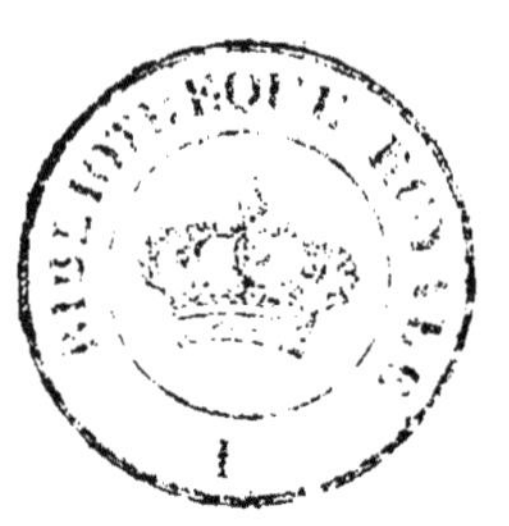

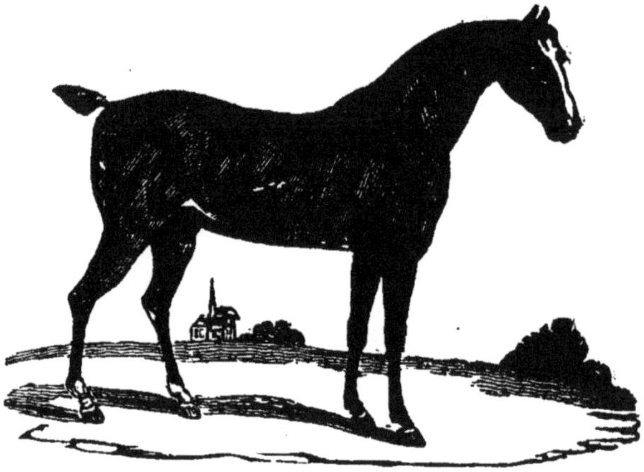

PARIS, IMPRIMERIE D'AMÉDÉE SAINTIN, RUE SAINT-JACQUES, 38.

23

www.ingramcontent.com/pod-product-compliance
Ingram Content Group UK Ltd.
Pitfield, Milton Keynes, MK11 3LW, UK
UKHW022010260726
13994UKWH00004B/1999